VIVERE
SANI E FELICI
CON LA LUCE
FULL SPECTRUM

The LyL Projects Team

ISBN
978-1-291-43058-5

ATTENZIONE

"La luce del sole è la più potente medicina che la natura abbia messo gratuitamente a disposizione dell'uomo."
Fabio Marchesi

INDICE

Prefazione

LyL-Projects e' un idea, un sogno che diventa realtà. È l'idea di un'azienda che vuole proporre ai suoi clienti il risultato dei suoi progetti e della sua attività di ricerca: un insieme di prodotti capaci di coniugare tecnologie, innovazione e natura.

LyL-Projects si rivolge a chi vuole vivere la propria vita pienamente in salute e benessere attraverso prodotti innovativi che partano dai principi primi, da ciò di cui ciascuno di noi ha bisogno: acqua, luce, aria, equilibrio.

La LyL Projects è un'azienda organizzata per progetti. In questo momento stiamo lavorando a diverse iniziative seguendo diverse linee di programma, tra questi un ruolo particolarmente importante è rivestito dai sistemi di illuminazione full spectrum.

Scopo di questa breve pubblicazione è spiegare in modo molto semplice come funzionano i sistemi di illuminazione full spectrum descrivendone gli effetti benefici sulla salute e il benessere per favorirne la massima diffusione. Attraverso questo breve documento riveleremo al lettore verità tanto insospettabili quanto sconcertanti. Rigorose ricerche scientifiche [1-10] hanno dimostrato che il sole e i raggi ultravioletti riducono il colesterolo e le carie dentali, migliorano il sistema immunitario, la libido e la fertilità e prevengono i tumori. Questi raggi sono un nutriente indispensabile alla salute dell'uomo. L'illuminazione artificiale che ne è priva indebolisce il sistema immunitario, altera i ritmi biologici, lo stato emotivo, il sistema metabolico e quello endocrino. Il sole e l'illuminazione full spectrum sono una efficace terapia contro la depressione.

CAPITOLO 1: INTRODUZIONE

Capitolo 1
Introduzione

L'efficienza e la vitalità dell'uomo dipendono fortemente dalla qualità della luce cui è esposto oltre che dallo stile di vita che conduce e dall'atteggiamento mentale che ha verso la vita. Ma è certamente molto più facile pensare in modo costruttivo quando si ha un corpo sano [1,2].

In questi ultimi decenni, alla scienza intesa come ricerca della verità si è aggiunta purtroppo la scienza basata sulla ricerca del massimo profitto. Le poche ricerche che hanno portato a bandire i raggi UV dalla nostra vita sono state divulgate con la massima cura sotto la pressione delle multinazionali farmaceutiche mentre al contrario scarsissimo risalto è stato dato dai media alle numerosissime ricerche che dimostrano il contrario.

Il problema è che se non forniamo al nostro corpo ciò che gli serve per stare al meglio, si adatta e funziona lo stesso. Gli effetti negativi sono poco evidenti e possono manifestarsi dopo molto tempo quando ormai si sono aggravati e diventa difficile metterli in connessione con la causa reale.

L'essere umano è nato per vivere e dare il meglio di se in un ambiente illuminato dal sole. Lo spettro di emissione del sole che raggiunge la superficie terrestre varia durante la giornata e nelle stagioni, stimolando e attivando via via funzioni endocrine e metaboliche diverse.

La luce naturale che coinvolge il corpo è un elemento vitale come l'acqua e l'aria. Dovremmo cercare di trascorrere all'aperto il maggior tempo possibile in funzione delle stagioni.

L'esposizione alla luce artificiale priva di ultravioletti e con molte frequenze distorte può provocare patologie che la medicina tradizionale cura intervenendo chimicamente o chirurgicamente. Esposto alla corretta luce solare, l'organismo ritorna a funzionare al meglio [1].

La luce solare può avere effetti collaterali negativi soli se ci si espone a essa in modo non corretto. Come un cibo o una medicina va assunta nei tempi e nelle quantità corrette. Se una persona non ha un'alimentazione corretta e non assume verdure, frutta, cereali in abbondanza l'esposizione al sole può avere effetti nocivi.

E' stato, inoltre, dimostrato che gli effetti negativi dell'esposizione solare, come il melanoma, si manifestano con una maggiore incidenza nelle popolazioni delle aree meno esposte al sole.

Per stare bene al sole è necessario che l'organismo non sia ossidato. E' quindi indispensabile avere un'alimentazione ricca di scstanze antiossidanti come frutta e verdura con supplementi di vitamina C, E, A e Selenio. E' altrettanto importante evitare cibi ossidanti con conservanti e industrializzati. Bisogna evitare bevande zuccherate e sostituirle con centrifughe e spremute.

Non dobbiamo certamente esporci al sole intenso se non siamo preparati. E' importante esporsi al scle con gradualità, mantenere la pelle idratata con uno spruzzino, con docce e bagni frequenti.

Quando siamo al sole dobbiamo bere molta acqua, succhi di pomodoro, o mangiare frutta ricca di acqua come angurie, pesche, meloni, pompelmo. Mangiare pomodori, circa 300 grammi al giorno, equivale ad usare una crema con protezione 3-4. Piuttosto che utilizzare le creme solari, riduciamo il tempo di esposizione e se il caso andiamo all'ombra. E' bene anche limitare l'uso di occhiali da vista con filtro UV e colorati per permettere ai raggi del sole di esercitare i loro effetti benefici. Se la troppa luce ci da fastidio, meglio usare un copricapo dotato di frontino.

Spesso, le sostanze tossiche presenti nelle creme solari, man mano che l'acqua evapora possono irritare la pelle.

Dobbiamo sempre ricordarci che prima della scoperta della penicillina, la terapia più efficace per curare le malattie infettive erano i bagni di sole che avevano la proprietà di stimolare il sistema immunitario.

La quantità di radiazione ultravioletta presente nella luce naturale del sole è necessaria per la salute fisica e mentale, per la forza muscolare, per il comportamento, per la capacità di apprendimento, per l'efficienza del sistema immunitario, per stimolare il metabolismo, per ridurre la fame, per stimolare l'intelligenza e la vitalità dell'essere umano. Anche le frequenze dell'infrarosso, presenti nello spettro di emissione della luce naturale, assieme all'attività fisica sono riconosciute come terapeutiche e molto utili per il dimagrimento.

Dai livelli di serotonina che dipende dalla quantità e qualità della luce che raggiunge gli occhi, dipende la fame di carboidrati. L'esposizione alla luce solare aumenta la produzione di serotonina e riduce l'appetito. Chi vive in locali chiusi ha più fame di chi vive esposto alla luce solare.

La luce che entra negli occhi deve essere il più possibile simile a quella del sole. Qualsiasi differenza o distorsione può provocare effetti negativi sul corpo umano.

Numerosi e straordinari sono gli effetti dell'esposizione alla luce naturale del sole o a sorgenti capaci di riprodurne il più fedelmente possibile lo spettro di emissione.

E' stato riscontrato che dipingere le pareti della scuola con colori caldi, arancione e giallo ha effetti di incremento del rendimento scolastico. In particolare si riscontrano: maggiore velocità di apprendimento, crescita in altezza, sviluppo fisico, 1/3 in meno di assenza per malattie, 2/3 in meno di carie dentali.

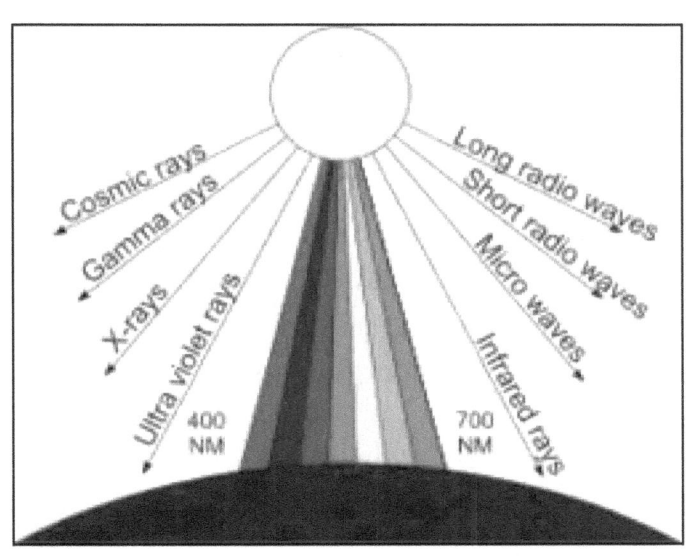

Figura 2.1*: Lo spettro emesso dal sole. Si va dai raggi cosmici alle onde radio. La luce visibile è solo una piccola parte (400nm -700nm).*

Straordinari effetti dell'esposizione allo spettro solare completo sono stati riscontrati nei confronti di un problema spesso sottovalutato come la depressione per scarsa esposizione alla luce solare SAD (Seasonal Affective Disorder) che si manifesta con i seguenti sintomi: stato d'ansia, fame di dolci e carboidrati, aumento di peso, sensazione di stanchezza al risveglio, calo della libido, difficoltà nei rapporti umani, difficoltà di concentrazione, di pensiero, di memoria, debolezza fisica ed esposizione a malattie e infezioni, facili sbalzi di umore, sindrome premestruale, disturbi del sonno.

Gli ultravioletti sono un nutriente fondamentale per l'organismo, troppi possono essere nocivi ma la loro carenza porta nel tempo a problemi ben peggiori. L'esposizione a raggi ultravioletti è di fondamentale importanza per la produzione di vitamina D.

La luce solare ci aiuta a eliminare le sostanze tossiche, a ridurre l'osteoporosi, l'acne e le malattie cardiovascolari.

In sintesi La luce naturale è una necessità quotidiana dell'organismo. Per vivere sani e felici dovremmo stare all'aperto anche solo per mezz'ora ma tutti i giorni. Nella luce naturale vi sono lunghezze d'onda preziose per curare l'organismo che sono normalmente assenti in ambienti illuminati con luce artificiale. In alternativa possiamo illuminare gli ambienti in cui viviamo con un'intensità luminosa di almeno 5000 lux prodotta da luci ad ampio spettro dotate di componenti UVA e UVB bilanciate.

Riassumendo:

- L'essere umano è nato per vivere e dare il meglio di se in un ambiente illuminato dal sole;
- La luce solare può avere effetti collaterali negativi soli se ci si espone a essa in modo non corretto;
- Per stare bene al sole è necessario che l'organismo non sia ossidato, l'esposizione deve essere graduale e durante l'esposizione la pelle deve essere idratata;
- L'esposizione alla luce solare ed in particolare ai raggi UV stimola il sistema immunitario;
- L'esposizione alla luce solare ed in particolare all'infrarosso aumenta la produzione di serotonina e riduce l'appetito.
- Straordinari sono gli effetti dell'esposizione allo spettro solare completo su problematiche come la SAD (Seasonal Affective Disorder);

- Per vivere sani e felici dovremmo stare all'aperto anche solo per mezz'ora ma tutti i giorni o vivere in ambienti illuminati da luci ad ampio spettro.

CAPITOLO 2:
COS'E' LA LUCE AD
AMPIO SPETTRO

Capitolo 2
Cos'è la luce ad ampio spettro

L'idea originale di luce ad ampio spettro risale a più di 60 anni or sono. Nel corso del ventesimo secolo, la US Navy stava studiando attivamente dei metodi per combattere le malattie che di solito affliggevano il personale impiegato nei sottomarini che per diversi giorni, talvolta settimane o mesi viveva in una totale assenza di esposizione alla luce naturale.

A questo problema la NASA fornì una soluzione con la creazione dei primi tubi di luce che simulavano la luce naturale attraverso l'aggiunta di emissioni nello spettro UV. In questo modo si poteva aiutare l'equipaggio a rimanere in buona salute anche in mancanza di esposizione alla luce naturale.

Nei primi anni 1950, il Dr. John Ott divenne famoso quando mise a punto una luce ad ampio spettro (in inglese "full spectrum") per riuscire a catturare la crescita delle piante in "slow motion" per una produzione richiestagli da Walt Disney®. La produzione doveva essere girata al chiuso. Le riprese inizialmente fallirono perchè le piante non producevano fiori in assenza di luce naturale e alcune di esse persino morivano a causa dell'esposizione insufficiente alla luce naturale. Questo problema portò il Dott. Ott alla progettazione e alla successiva creazione di una nuova gamma di sistemi illuminanti.

A quel tempo tuttavia, pochi potevano permettersi dei tubi illuminanti così costosi. Il costo derivava, infatti, dalla loro specificità. Oggi i tempi sono cambiati, la tecnologia avanzata ha permesso la realizzazione di sorgenti full spectrum a costi sostenibili e la stessa consapevolezza e la sensibilità di molte persone sui temi del benessere psico-fisico è in costante crescita.

Dopo tutto, quanti prodotti conosciamo che siano in grado di fare una così grande differenza nella qualità della nostra vita attraverso dei cambiamenti così semplici come la sostituzione di alcune lampadine a casa o in ufficio?

Riassumendo:

- I primi studi sulle lampade ad ampio spettro sono stati effettuati nel secolo scorso per risolvere i problemi di salute del personale dei sottomarini della US Navy;
- Il Dr. Ott mise a punto un sistema illuminante full spectrum per filmare la crescita in slow motion delle piante in una produzione della Walt Disney®;
- Diversamente da un tempo, oggi i costi delle lampade full spectrum sono diventati sostenibili grazie agli sviluppi tecnologici.

CAPITOLO 3:
ANALIZZIAMO LO SPETTRO

Capitolo 3
Analizziamo lo spettro

Luce ad ampio spettro letteralmente significa luce che possiede l'intero spettro della luce del sole che raggiunge giorno dopo giorno il nostro pianeta. Dopo esserci sviluppati milioni di anni sotto questo tipo di luce è naturale aspettarci che questo spettro sia per noi ideale. Questa luce è equilibrata e sana per la nostra mente e per il nostro corpo proprio perchè il corpo umano nella sua evoluzione si è adattato a questo tipo di luce.

Questo fatto è di un evidenza disarmante. Tutti noi siamo a conoscenza di quanto meglio ci sentiamo in una luminosa giornata di sole rispetto alle nostra condizione e alle oscillazioni dei nostri stati d'animo che incontriamo nei giorni di grigi quando il cielo è coperto e siamo costretti a chiuderci in casa. La ragione di questo sono le differenze tra lo spettro solare e lo spettro della luce artificiale.

Quando guardiamo una lampada pensiamo che produce luce bianca tuttavia questo non significa che il suo spettro luminoso in realtà comprende tutti i sette colori dell'arcobaleno. È ben noto che i milioni di colori prodotti da TV e schermi di computer vengono generati solo dalla combinazione dei tre colori (R)ed, (G)Reen e (B)lue (ossia rosso, verde e blu).

Ora, dal momento che non siamo in grado di vedere consapevolmente lo spettro reale prodotto da una fonte di luce, tendiamo a non metterlo in discussione e quindi non siamo sempre consapevoli del fatto che i tubi a fluorescenza e le lampade comuni come le lampade a risparmio energetico emettono uno spettro che presenta solo tre picchi in corrispondenza dei colori (RGB) - le aree rimanenti degli spettri sono scure. Le lampade ad ampio spettro o "full spectrum" invece presentano uno spettro che non presenta aree scure e si comporta in modo molto vicino allo spettro che invece è caratteristico della luce solare.

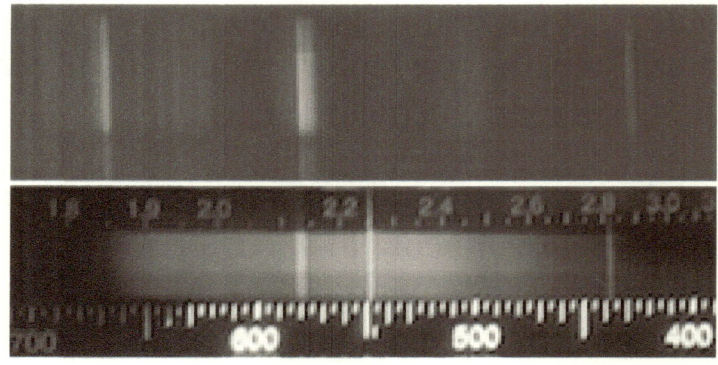

Figura 3.1: *In una lampada normale lo spettro emesso presenta tre picchi distinti diversamente dallo spettro di una lampada full spectrum è continuo e tutte le lunghezze d'onda della luce visibile sono presenti.*

Tuttavia per vedere e sentirci fisicamente bene, abbiamo bisogno di tutte le lunghezze d'onda della luce. L'obiettivo delle lampade ad ampio spettro è quindi quello di offrire una fonte di luce equilibrata, con uno spettro continuo, una temperatura di colore non troppo bassa e non troppo alta e una capacità di riproduzione dei colori il più vicino possibile a quella del sole. Come si può vedere dall'immagine che seguie lo spettro delle lampade tradizionali ordinarie è discontibuo e presenta solo 3 bande (si parla infatti di 3-band). Le lampade full spectrum, al contrario, presentano uno spettro continuo dove tutte le lunghezze d'onda della luce visibile sono presenti.

Come possiamo vedere dalle figure seguenti, un rapido confronto tra la luce solare e le normali lampade a risparmio energetico, mostra un chiaro deficit delle seconde nei confronti della prima. Le lampade full spectrum invece bilancino questo deficit attraverso un processo di produzione altamente specializzato.

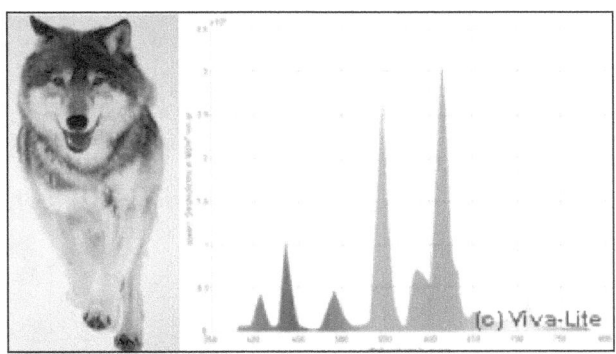

Figura 3.2: *Spettro e visione con una lampada normale a tre fosfori.*

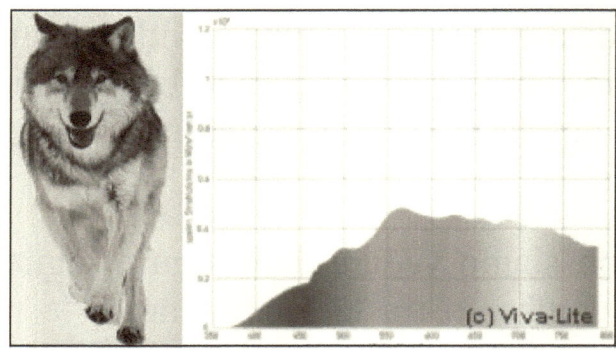

Figura 3.3: *Spettro e visione con la luce solare naturale*

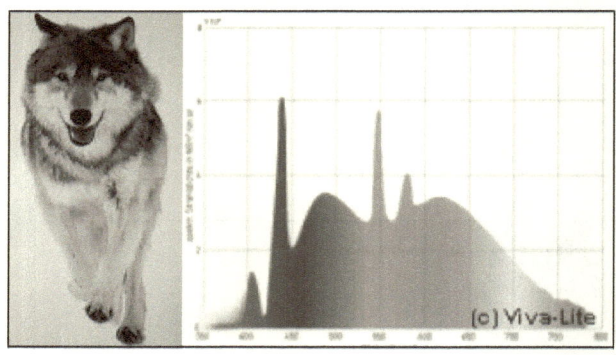

Figura 3.4: *Spettro e visione con una lampada full-spectrum.*

Riassumendo:

- Luce ad ampio spettro significa luce che possiede l'intero spettro della luce del sole;
- La luce del sole è equilibrata e sana per la nostra mente e per il nostro corpo perchè il corpo umano nella sua evoluzione si è adattato a questo tipo di luce;
- Poiché non siamo in grado di vedere consapevolmente lo spettro emesso da una sorgente luminosa tendiamo a non metterlo in discussione;
- Le lampade tradizionali emettono uno spettro che presenta solo tre picchi in corrispondenza dei colori (RGB);
- Le lampade ad ampio spettro o "full spectrum" presentano uno spettro molto vicino allo spettro che è caratteristico della luce solare.

CAPITOLO 4:
PERCHÉ È IMPORTANTE
LO SPETTRO DELLA LUCE

Capitolo 4
Perché è importante lo spettro della luce

Il nostro stile di vita e il nostro modo di lavorare sono enormemente cambiati nel corso degli ultimi 100 anni. Fino a qualche decennio fa la maggior parte delle persone lavorava all'aperto, pensate ad esempio agli agricoltori, e l'esposizione alla luce naturale era comune e assolutamente normale. In media durante una tipica giornata lavorativa circa il 90% del tempo era trascorso all'aperto e circa il 10%, o anche meno, al chiuso. Oggi non è più così. Le professioni sono cambiate e la stessa società è cambiata. Il nostro lavoro si svolge per lo più al chiuso. Uffici, case, centri commerciali ecc. utilizzano vetri doppi e metodi di costruzione ad alta efficienza energetica che filtrano quasi completamente la luce naturale.

Di conseguenza, in genere, oggi si passa molto meno del 10% della giornata all'aperto e molti di noi non sono in grado di ricevere un'adeguata dose giornaliera di luce naturale. Abbiamo bisogno di questa dose giornaliera di luce naturale non solo per mantenere il nostro "buon umore", ma anche sul piano puramente fisico. Alcune parti dello spettro completo della luce sono essenziali per mantenere sane ed equilibrate alcune funzioni del nostro corpo poiché controllano il rilascio di determinati ormoni. Queste parti dello spettro solare (per esempio gli UV) non sono presenti negli spettri emessi dalle normali lampade a incandescenza, e dalla maggior parte delle lampade o dei tubi a risparmio energetico.

Come sostiene il Dr. John Ott [1], abbiamo finalmente capito che la luce è una sorta di alimento come il cibo e proprio come una dieta squilibrata ci fa male, anche un'illuminazione sbagliata ci può fare ammalare e solo una corretta alimentazione così come una corretta illuminazione sono in grado di preservare la nostra salute. La ricerca in questo campo ha fatto diversi passi importanti, ma c'è ancora molto da fare.

Per coloro che sono preoccupati per l'esposizione agli UV non bisogna dimenticare che tutto dipende dal dosaggio. Un minimo assoluto di non meno di 15 minuti di esposizione alla luce solare è necessario per ottenere la nostre dose giornaliera di vitamina D3 trasferita in forma usabile per il nostro corpo.

Sfortunatamente, oggi, nella società industrializzata, non è facile raggiungere anche questo minimo ammontare di tempo di esposizione. Si pensa che questo possa condurre a un numero diffuso di malattie croniche come ad esempio l'osteoporosi.

Numerose ricerche mediche [2] hanno rivelato che gli uomini dipendono per un elevato numero di funzioni corporee dall'assunzione di una dose minima di radiazione UV.

Le lampade full spectrum forniscono al consumatore una sorgente bilanciata di luce con uno spettro il più possibile continuo e una riproduzione dei colori il più vicina possibile alla luce solare.

Oltre all'analisi spettrale, un rapido sguardo alla temperatura del colore (in Kelvin) delle lampade full spectrum, mostra una somiglianza naturale a quella relativa alla luce del sole.

La foto di un dipinto scattata utilizzando una normale luce a risparmio energetico con una temperatura del colore di ± 3000 K sembra molto più innaturale della foto dello stesso dipinto acquisita utilizzando una lampada full spectrum con una temperatura del colore di ± 5500 K.

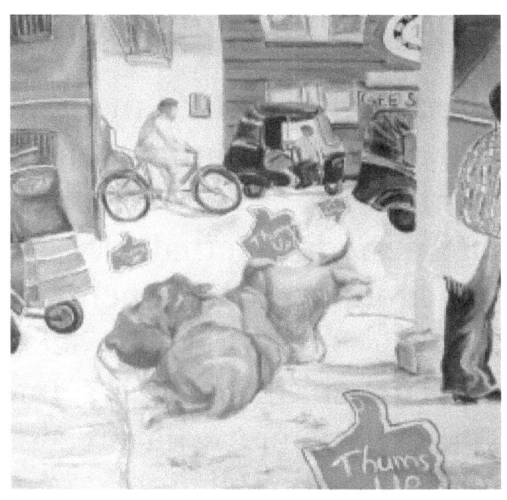

Figura 4.1: *Foto di un dipinto utilizzando luce normale.*

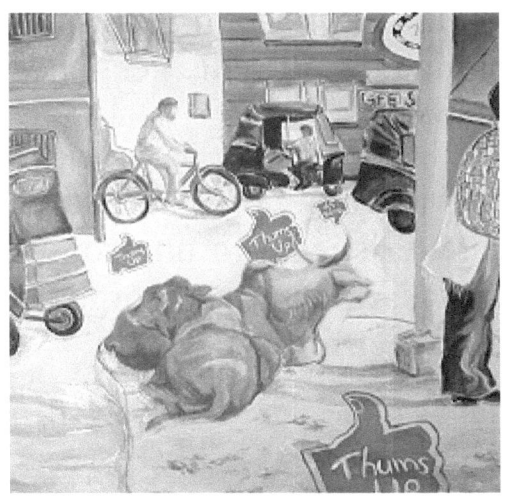

Figura 4.2: *Foto di un dipinto utilizzando luce full spectrum.*

Secondo ulteriori ricerche mediche [3,4,5] sembra che il tipo di illuminazione innaturale abbia un'influenza sul comportamento depressivo nei periodi invernali dei bambini che vanno a scuola (cambiamenti d'umore, mancanza di energia, accrescimento dell'appetito, irritabilità, accrescimento del sentimento di apprensione e la presenza di altri disordini emotivi stagionali noti come Seasonal Affective Disorder, SAD o depressione invernale) il che influenza la loro motivazione ad apprendere. Utilizzando illuminazione con luci full spectrum, i sintomi depressivi nei bambini dimostrano una significativa regressione rispetto ad una condizione in cui vengano utilizzate lampade a fluorescenza.

I grafici sotto riportati mostrano la diversità delle emissioni caratteristiche tra una sorgente di luce artificiale standard e una sorgente di luce artificiale full spectrum.

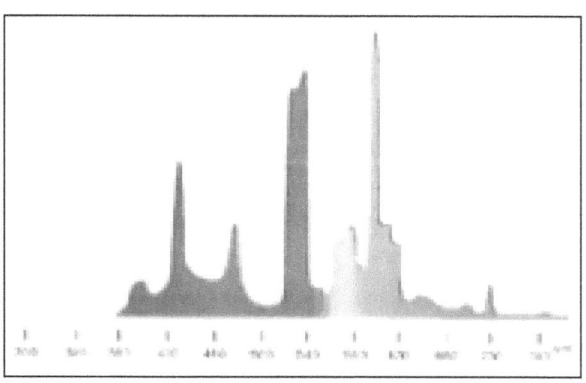

Figura 4.3: *Spettro sorgente luce fluorescenza standard (assenza emissione UVA- UVB e di alcuni colori nel visibile.)*

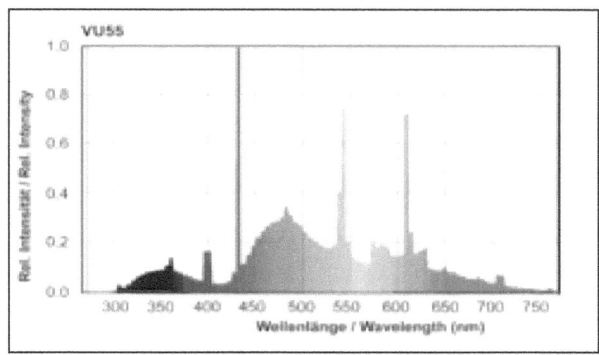

Figura 4.4: *Spettro sorgenti T5 Viva- Lite® (presenza UVA-UVB- e di tutte le lunghezze d'onda dello spettro visibile)*

Riassumendo:

- Fino a qualche tempo fa in una tipica giornata lavorativa si passava circa il 90% del tempo all'aperto e circa il 10% al chiuso;
- Oggi passiamo molto meno del 10% della giornata all'aperto e non siamo in grado di ricevere un'adeguata dose giornaliera di luce naturale;
- Alcune parti dello spettro della luce solare sono essenziali per mantenere sane ed equilibrate alcune funzioni del nostro corpo poiché controllano il rilascio di determinati ormoni;
- la luce è una sorta di alimento come il cibo e solo una corretta alimentazione così come una corretta illuminazione sono in grado di preservare la nostra salute;
- Abbiamo bisogno di non meno di 15 minuti di esposizione ai raggi UV solare per ottenere la nostre dose giornaliera di vitamina D3;
- Le lampade full spectrum sono una sorgente bilanciata di luce con uno spettro continuo e una riproduzione dei colori il più vicina possibile alla luce solare.

CAPITOLO 5:
LE APPLICAZIONI DELLA LUCE
FULL SPECTRUM

Capitolo 5
Le applicazioni della luce
full spectrum

Vedere e sentirsi meglio sono già delle ottime ragioni per passare alla luce full spectrum. Tuttavia ci sono applicazioni specifiche, dove l'uso dei sistemi d'illuminazione full spectrum consente di raggiungere risultati di assoluta eccellenza.

Vedremo ora in dettaglio alcuni interessanti esempi applicativi.

5.1 Vedere meglio: la fedeltà dei colori

Una buona riproduzione dei colori è uno strumento importante per molte aziende e business sensibili al colore [10]. Questo rende ad esempio le lampade full spectrum di grande valore per gli studi dei dentisti e in generale per la tecnologia dentale in modo da riprodurre denti con un colore che corrisponde al 100% al colore dei denti naturali.

Le lampade ad ampio spettro sono di grande valore anche per l'industria dell'abbigliamento e le boutique. Vi ricordate l'ultima volta che avete acquistato una maglia apparentemente blu che improvvisamente è diventata verde alla luce del sole?

Similmente le lampade full spectrum sono particolarmente adatte a uffici, studi e sale di lettura dove le difficoltà di lavorare sotto la luce artificiale devono essere affrontate ogni giorno.

Ma attraverso i sistemi di illuminazione full spectrum anche le opere d'arte come i quadri possono essere messe in risalto il che rende questi sistemi particolarmente adatti anche a gallerie d'arte e musei.

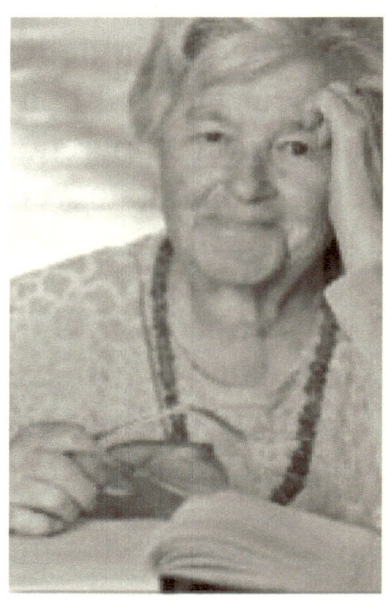

Figura 5.1: _Leggere meglio e senza occhiali con la giusta illuminazione._

5.2 Stare e meglio: salute e benessere

È bello sentirsi bene. Ed è un fatto che la luce non influenzi solo il nostro sistema immunitario ma anche il nostro stato mentale e in generale la nostra salute e il nostro benessere. Le lampade full spectrum creano un ambiente ideale per lavorare e vivere nelle case e negli uffici. Se l'ambiente che ci circonda è accogliente diventiamo automaticamente più creativi e produttivi [8,9].

Con le lampade full spectrum una mancanza di concentrazione dovuta a cattiva illuminazione può essere contro bilanciata molto rapidamente. Fatica agli occhi, mal di testa e stanchezza possono essere tenuti a bada minimizzando gli effetti negativi dell'illuminazione artificiale. Uno sfarfallio nel sistema di illuminazione e una cattiva illuminazione possono essere responsabili di stress, aggressività, iperattività e difficoltà nell'apprendimento anche se spesso e spesso le diagnosi che vengono fatte per questi problemi sono non corrette.

Le lampade full spectrum abbassano i livelli di stress, diminuiscono i mal di testa e migliorano comunicazione e produttività nelle aziende. Semplicemente cambiare le lampade può essere una soluzione a molti dei problemi appena descritti [3]. Se avete costanti e regolari mal di testa nel posto di lavoro provate le lampade full spectrum e verificate se questi problemi erano causati semplicemente da una cattiva illuminazione.

Le lampade ad ampio spettro hanno già fatto la differenza in scuole, asili nido, case di riposo, università, ospedali, uffici e abitazioni, aziende produttive specialmente con lavoratori a turno.

5.3 Lavorare meglio: effetti economici

Buone condizioni di illuminazione possono migliorare la produttività e la creatività, ridurre gli errori dovuti a mancanza di concentrazione, ridurre l'assenteismo dovuto a malattia [6,7]. Per questo le lampade ad ampio spettro forniscono un chiaro vantaggio economico se confrontate con i sistemi di illuminazione tradizionali. Le lampade full spectrum hanno una straordinaria durata ed un basso consumo. Se i tubi full spectrum vengano accoppiati a dei reattori elettronici si riduce il consumo ad un terzo e la durata raddoppia.

Studi dimostrano che l'uso di lampade full spectrum con una elevata fedeltà dei colori (CRI - Color Reproduction Index > 95) leggere, scrivere e lavorare diventa più semplice.

Riduzione dei costi, aumento di efficienza e produttività è stata osservata in fattorie (specialmente nell'avicultura), zoo e case per animali (con effetti benefici soprattutto per pappagalli e uccelli in generale), asili nido, uffici (soprattutto per le persone che stanno spesso davanti ad un computer), ospedali e nel settore della vendita al dettaglio.

Riassumendo:

- Diverse sono le applicazioni della luce full spectrum;
- Le lampade ad ampio spettro presentano un'eccellente riproduzione dei colori il che le rende uno strumento importante per molte aziende e business sensibili al colore;
- Le lampade full spectrum abbassano i livelli di stress, diminuiscono i mal di testa e migliorano comunicazione e produttività nelle aziende;
- Le lampade ad ampio spettro migliorano la la creatività, riducono gli errori dovuti a mancanza di concentrazione e riducono il fenomeno dell'assenteismo.

CAPITOLO 6:
I DIVERSI TIPI DI LAMPADE AD AMPIO SPETTRO

Capitolo 6
I diversi tipi di lampade ad ampio spettro

In questo capitolo vi presentiamo in forma tabellare i diversi tipi di lampade full spectrum prodotte dalla Viva-Lite®;, l'azienda di cui la LvL Projects è distributore. Queste lampade utilizzano diverse tecnologie adatte ai diversi tipi di applicazioni.

Caratteristica	ESL	TUBI	CFL
Temperatura del colore	5500K	5500K	5500K
Resa del colore	95-98	95-98	95-98
Basi disponibili	E27, E14, B22	T8, T5	2G11, GX24, ...
Alimentatore integrato	Si	No	No
Dimmabile	No	Si, con interruttore specifico	Si, per alcuni modelli
Risparmio energetico	Si	Si	Si
Spettro completo	Si	Si	Si
Si adatta agli alloggiamenti comuni	Si	Si	Si
Usi più comuni	Soggiorni, Uffici, Luoghi pubblici, Sale conferenza.	Uffici, Lavoro, Luce indiretta, Magazzini, Fabbriche, Cucine, Mobili	Negozi, uffici, Luoghi pubblici, Ospedali, Scuole, Sale conferenza
Infissi tipici	Lampade da tavolo, Lampade da terra	Lampade da soffitto, Lampade a sospensione	Lampade da soffitto, Lampade a sospensione

Tabella 6.1: I diversi tipi di lampade ad ampio spettro

Queste diverse tipologie di lampade permettono al consumatore di cambiare la sola lampadina evitando di dovere acquistare nuove lampade e nuovi corpi illuminanti.

6.1 Lampade ESL (Energy Saving Lamps)

Le lampade a risparmio energetico full spectrum riproducono il completo spettro solare inclusi i vitali UV. Si tratta di una alternativa alle tradizionali lampade a risparmio energetico con incredibili vantaggi in termine di performance, visibilità e benessere. Queste lampade emettono colore bianco con una temperatura di circa 5500 Kelvin e offrono eccellenti valori di illuminazione. Inotre sono dotate di reattore integrato sono esenti dal fastidioso sfarfallio, si accendono istantaneamente, consentono un risparmio energetico fino all 80% e presentano un design attraente ed innovativo.

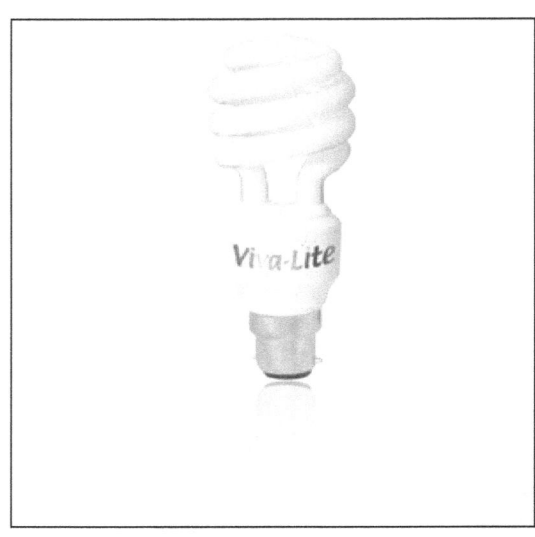

Figura 6.1: *Un esempio di lampada ESL.*

6.2 Tubi Fluorescenti

I tubi fluorescenti full spectrum sono stati sviluppati per simulare perfettamente la luce solare in ambienti chiusi. Questo tipo di lampada fu la prima ad essere utilizzata nei voli spaziali e nei sottomarini. Oggi si possono vedere in molti negozi, aziende, uffici, luoghi pubblici e naturamente nelle case. Il loro spettro naturale aiuta a riprodurre i veri colori naturali e crea effetti positivi per il corpo e per la mente. Questi tubi forniscono una riproduzione dei colori praticamente identica a quella naturale del sole, presentano una temperatura del colore ottimale, aiutano il contrasto nella visione, aumentano l'attenzione e riducono gli errori causati da cattiva illuminazione.

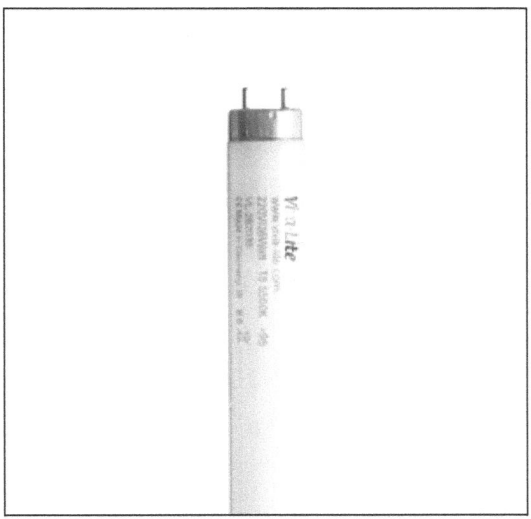

Figura 6.2: *Un esempio di tubo fluorescente.*

6.3 Lampade CFL (Compact Fluorescent Lamps)

Le lampade fluorescenti compatte full spectrum rappresentano una combinazione tra le lampade ESL e i tubi full spectrum. Queste lampade presentano eccellenti proprietà sia per quanto riguarda l'ouput luminoso che per quanto riguarda lo spettro completo. Queste lampade forniscono una riproduzione dei colori praticamente identica a quella naturale del sole, presentano una temperatura del colore ottimale, aiutano il contrasto nella visione, riducono la fatica causata da cattiva illuminazione e offrono un design attraente ed innovativo.

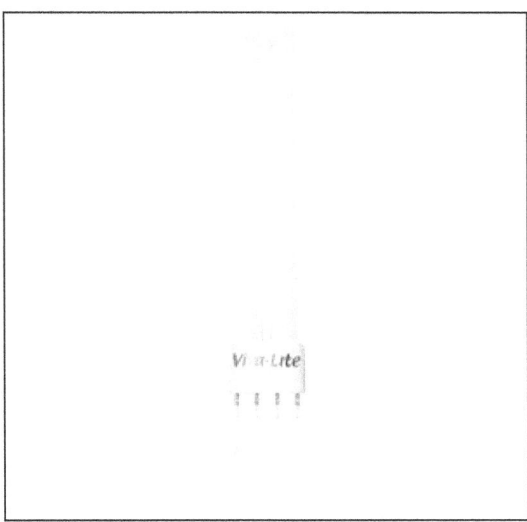

Figura 6.3: *Un esempio di lampada CFL.*

Riassumendo:

- Ci sono diverse tipologie di lampade full spectrum progettate per coprire le diverse esigenze di utilizzo e sostituire nel modo più semplice ed indolore possibile le lampade tradizionali;
- Le lampade ESL full spectrum sono una alternativa alle tradizionali lampade a risparmio energetico con incredibili vantaggi in termine di performance, visibilità e benessere;
- I tubi fluorescenti full spectrum sono stati sviluppati per simulare perfettamente la luce solare in ambienti chiusi.
- Le lampade full spectrum fluorescenti compatte (CFL) sono una combinazione tra le lampade ESL e i tubi full spectrum.

CAPITOLO 7:
IL LINGUAGGIO DELLA LUCE
FULL SPECTRUM

Capitolo 7
Il linguaggio della luce full spectrum

Riportiamo qui di seguito un elenco di definizioni di termini spesso utilizzati parlando di luce ad ampio spettro.

CRI (Colour Rendering Index) è un metodo internazionale per misurare la qualità della luce e per valutare la capacità della lampada di rendere fedelmente il colore degli oggetti. Più è elevato il CRI, più ricchi appaiono i colori. I valori vanno da 0 (il peggiore) a 100 (la luce del sole).

Temperatura del colore (CCT, in Kelvin) È il colore di che assume una sorgente luminosa confrontato rispetto a un corpo scuro a una particolare temperatura espressa in Kelvin (K). Le lampade sotto i 5000K tendono a essere più giallo/rosse (calde), le lampade tra i 5000 e i 6000K sono viste come bianche (fredde), mentre le lampade sopra i 6000K tendono ad avere una tonalità buastra. La luce fredda è considerata migliore per le attività visuali. La luce del sole in zone a clima temperato ha una temperatura del colore di ± 5500K a mezzogiorno.

Illuminazione Full Spectrum Sorgente di luce Light sources che produce uno spettro che copre l'intera gamma di frequenze della luce visibile (400-700nm) senza buchi o salti nell'output dello spettro, parti dello spettro UV, una temperatura di colore di ± 5500 K e un CRI minimo di 95.

Sfarfallio Si riferisce a rapidi cambiamenti di intensità della luce. È causato da un voltaggio non stabile. Questi piccolo, ma noiosi, cambiamenti spesso causano mal di testa, stanchezza agli occhi e difficoltà di concentrazione. L'utilizzo di reattori elettronici ad alta frequenza (20,000 Hz o più) può ridurre il 50% degli effetti negativi.

Terapia della luce o Fototerapia si riferisce all'esposizione alla luce del sole o a un range specifico di lunghezze d'onda o a luce del sole full spectrum ed intenza per determinati periodi di tempo. Questa terapia si è dimostrata efficace per trattare condizioni come le sindromi stagionali, la depressione, le sindromi del sonno, le malattie della pelle e il jet lag.

Lumen (lm) Una misura del flusso luminoso o della quantità di luce emessa da una sorgente. Ad esempio una candela fornisce circa 10 lm, mentre un tubo fluorescente Viva- Lite® T8 da 36W fornisce 2300 lm.

Lux (lx) Si tratta di un'unità di misura utilizzata per misurare l'intensità luminosa prodotta da un sistema illuminante (ad esempio un lampadario). Tanto maggiori sono i lux, tanta più luce il sistema produce su una determinata area. Un lux equivale a un lumen per metro quadrato. Importante è notare che la lettura dei lux cambia con la distanza dal sistema illuminante.

Fosforo Un elemento chimico inorganico depositato sulla superficie interna della parete di una lampada a fluorescenza. Viene progettato per assorbire le lunghezze d'onda corte della radiazione UV e trasformarla emettendo luce visibile. Le normali lampade a fluorescenza usano 2 o 3 fosfori mentre le lampade full spectrum ne usano un minimo di 5.

Seasonal Affective Disorder (SAD) Noto anche come depressione invernale, che corrisponde a sintomi come sentimenti di tristezza e letargia, aumento dell'appetito e del sonno. Può essere trattata con la terapia della luce.

Spettrometro Si tratta di uno strumento progettato specificamente per analizzare lo spettro di una sorgente di luce. Simile a un prisma dove la luce che entra è dispersa nei colori dell'arcobaleno dello spettro ottico.

Tri-fosphoro Sebbene l'invenzione delle lampade a 3 fosfori può essere considerata come un vero e proprio balzo in avanti rispetto ai vecchi tubi a fluorescenza. Tuttavia l'uso di soli 3 fosfori invece che di un minimo di 5 come avviene nelle lampade full spectrum rende ad esempio impossibile raggiungere un CRI superiore a 85.

Vitamina D La Vitamina D è una vitamina assorbi grassi che deriva principalmente dall'esposizione alla luce solare. La sua sintesi da parte del corpo umano viene attivata dall'esposizione della pella ai raggi del sole (specialmente UV-B). La Vitamina D può svolgere un ruolo importante non solo per le ossa e i denti ma anche per la prevenzione del diabete, del cancro e degli attacchi di cuore.

CAPITOLO 8:
CONCLUSIONE

Capitolo 8
Conclusione

In questa breve pubblicazione abbiamo descritto alcune caratteristiche delle lampade full spectrum e abbiamo compreso quanto possono essere importanti per il nostro benessere e la nostra salute [1,2].

La nostra linea di lampade oltre ad avere come già descritto un'ottima emissione nel visibile e nell'infrarosso possiede un'emissione anche nella banda UVA ed UVB. Si tratta di una emissione minima e conforme ai requisiti di legge ma che permette alla radiazione emessa di avvicinarsi alla luce solare con tutti i benefici a noi noti.

In linea con la sua mission e la sua vision LyL Projects S.r.l. distribuisce e commercializza sistemi di illuminazione full spectrum della Viva-Lite®;, azienda leader del settore. Potrete trovare ulteriori informazioni su questi straordinari prodotti ed acquistarli al sito web http://www.lyl-projects.com .

BIBLIOGRAFIA

Bibliografia

[1] F.Marchesi, La Luce che cura, Tecniche Nuove Edizioni.

[2] F. Marchesi, La Fisica dell'Anima, Tecniche Nuove, 2000

[3] J. Ott: Risk Factor Artificial Light – Stress due to incorrect illumination.

[4] Ott J.N., Health and Light, Ariel press, "I Break my Glasses"pp. 57-712] K. Staniek: Twilight – Ecology of Artificial Brightness.

[5] W. Tithof: The Effects Of Full Spectrum Light on Student Depression as a Factor in Student Learning Dissertation (Waiden University).

[6] Wurtman R.J. 1975, The effect of light on the human body, Scientific American, 233, 68-77

[7] Ceder K., Healthy office lighting: A bright idea, Healthy Office Rep 1992.

[8] Roberto M. Allen, A.B. e Thomas K. Cureton, Effects of Ultraviolet Radiation on Physical Fitness, Archives of Physical Medicine, October 1945, Volume XXVI, pp.642-644.

[9] J.N.Ott, Color and Light: Their effects on Plant, Animals and People, Journal of Biosocial Research 7, part I, 1985

[10] J.W.Goethe, Theory of Colours, MIT Press Cambridge, 1997.